Entrenamiento de neuroatletismo para principiantes

Más coordinación, movilidad y con-centración gracias a la mejora de la neuroatletismo - incl. Plan de 10 se-manas para entrenar en la vida cotidi-ana.

Sebastian Borchert

CONTENIDO

Qué puedes esperar de este libro

¿Sientes que tu progreso en el entrenamiento está estancado? ¿Estás buscando nuevos estímulos que beneficien tanto a tu cuerpo como a tu mente? ¿Quieres volver a practicar tu deporte después de una lesión o estás empezando a buscar la actividad adecuada para ti y quieres construir una rutina óptima?

Ya sea atleta profesional o aficionado: el entrenamiento neuroatletico es adecuado para todos y es capaz de apoyar inmensamente el progreso de cada individuo. Desde el avance de algunos científicos del deporte hace unos años, se ha creado una perspectiva completamente nueva sobre las causas del éxito atlético y el aprovechamiento máximo del propio potencial. La gran ventaja: no hay riesgo de lesiones, ni tienes que preocuparte por cometer errores.

Pero no se trata sólo de la mejora pura del rendimiento en el deporte, sino también de aspectos que necesitamos cada día en la vida cotidiana: Coordinación, flexibilidad, concentración. También aprenderás a realizar los movimientos de forma más consciente y, por tanto, a prevenir o aliviar el dolor.

Sumérgete en el mundo de la neurociencia, aprende cómo funciona nuestro cerebro y por qué somos capaces de movernos como lo hacemos en primer lugar. Hay numerosos ejercicios que te supondrán un reto, pero que son igual de divertidos y te ayudarán a llevar tu entrenamiento al siguiente nivel. El plan de 10 semanas incluido en el libro te guiará y te mostrará cómo tú también puedes beneficiarte del entrenamiento neuroatlético, sin necesidad de un entrenador. ¿A qué esperas? Empieza a potenciar tu cerebro de forma más específica: tu cuerpo te lo agradecerá.

¿Qué es el entrenamiento neuroatletico?

La visión clásica del progreso atlético es probablemente familiar para todos: Exponemos nuestro cuerpo a determinados estímulos y secuencias de movimiento, los repetimos con regularidad y aumentamos continuamente para poder mantener el nivel y mejorar poco a poco. Si luego nos miramos en el espejo, vemos el progreso y nos damos cuenta de nuestra nueva fuerza, solemos tener en mente nuestros músculos, articulaciones y tendones tensos cuando pensamos en cómo pudimos conseguirlo en primer lugar.

Pero a menudo olvidamos un factor importante: nuestro sistema nervioso, con nuestro cerebro como centro de control. Éste controla todos y cada uno de los movimientos que realizamos. Por desgracia, esto también significa que gran parte de nuestro entrenamiento depende de él: Básicamente, el cerebro evalúa cada situación en función de si puede ser peligrosa para nosotros o no.

Por eso, si nuestro sistema nervioso transmite al cerebro información inexacta o incluso demasiado escasa, inicia automáticamente movimientos más cautelosos porque supone una posible amenaza. Reduce el rendimiento para evitar lesiones. Sin embargo, dado que no somos conscientes de este proceso de evaluación y, por tanto, no podemos controlarlo, podemos interponernos inconscientemente en nuestro propio camino, independientemente de si estamos descendiendo una pendiente pronunciada sobre una tabla de snowboard o haciendo algunos ejercicios de estiramiento en nuestra esterilla de yoga en casa. Puedes pensar que es similar a los dispositivos técnicos: El hardware (en este caso nuestro cuerpo) puede ser tan estable y robusto como sea - pero si el software tiene puntos débiles y se cuelga o no ejecuta las órdenes correctamente, nos molesta enormemente.

Y es precisamente esta debilidad la que aborda el entrenamiento neuroatletico. Se basa principalmente en los descubrimientos de la neurociencia y permite influir de forma selectiva en nuestro sistema nervioso, abordando y fomentando nuestras tres instancias que controlan el movimiento. Como resultado, son capaces de recoger y transmitir información de mayor calidad, de modo que el cerebro puede reconocer con seguridad cuándo estamos a salvo y utilizar así toda nuestra fuerza. Ahora ya no intervendrá por precaución, sino que además te ayudará a realizar los movimientos deseados con mayor seguridad y concentración.

Especialmente tras una lesión anterior, el entrenamiento neuroatletico es de gran importancia, ya que puede ayudarte a liberar bloqueos inconscientes y a recuperar tu antigua fuerza. Tu cerebro quiere hacer todo lo que esté en su mano para evitar que sufras más lesiones en el futuro como consecuencia de este doloroso suceso, por lo que tomará muchas más precauciones de seguridad cuando empieces a practicar deporte de nuevo. Superarlas apenas es posible sin entrenar nuestro sistema nervioso. La idea es eludir este mecanismo automático de protección utilizando neuroejercicios para desconectar temporalmente la zona concreta del cerebro que enviaba este estímulo desagradable durante el movimiento anteriormente asociado al dolor. A continuación, se repite el ejercicio de forma indolora y, sobre todo, lentamente, para que el cerebro se acostumbre a que ese movimiento ya no supone un peligro para el cuerpo. Sin embargo, antes de que se complete este proceso, normalmente hay que completar 80 horas de entrenamiento. Por tanto, la neuroatletismo debe realizarse con regularidad y durante un largo periodo de tiempo.

El entrenamiento neuroatletico (también conocido como entrenamiento neuroatletico o NAT, por sus siglas en inglés) fue moldeado de forma significativa por el científico del deporte y entrenador Lars Lienhard, que lleva aplicando este enfoque de entrenamiento desde 2010 y lo ha dado a conocer en toda Europa. Al hacerlo, retoma los planteamientos del destacado experto en neuroatletismo Dr. Eric Cobb, que ya se centra en el entrenamiento y las terapias neurocentradas con su programa "Z-Health". La Z corresponde a la palabra rusa "zdorovje", que significa salud. Cobb incorporó muchos enfoques y técnicas diferentes a este concepto de entrenamiento, pero probablemente la idea más significativa que hay detrás es la consideración del efecto fisiológico del miedo en nuestro cuerpo. Esto nos devuelve a la pregunta que influye en todo: *"¿Podría esta situación ser peligrosa para mí, si no amenazar mi vida, o estoy a salvo?"*.

Lienhard ya ha utilizado NAT para entrenar a varios atletas de élite con gran eficacia, por ejemplo, entrenó a la selección alemana en el Mundial de Brasil de 2014 o a los atletas alemanes de atletismo en los Juegos Olímpicos de verano de 2016. La exitosa velocista Gina Lückenkemper también se beneficia de las unidades NAT.

Esto ilustra la eficacia de este enfoque de entrenamiento aún nuevo. A pesar de las dificultades iniciales para conseguir que fuera aceptado y reconocido en la arraigada visión del mundo del deporte, Lienhard tuvo tanto éxito con él que fue capaz de llevar incluso a los atletas más entrenados a un nivel completamente nuevo. ¿Quién habría imaginado de antemano los efectos reales de estos pequeños ejercicios, a veces de apariencia extraña?

Veamos un ejemplo: Un hombre de mediana edad entrena regularmente con el peso de su cuerpo y sabe qué forma tiene que mantener durante ciertos ejercicios para realizar el movimiento limpiamente. Sin embargo, se da cuenta de que sigue adoptando malas posturas porque le falta estabilidad. Ahora se pregunta qué puede hacer para entrenarse de forma más sana y eficaz. Si pidiera consejo a varios entrenadores o fisioterapeutas, muchos le aconsejarían sin duda que incorporara a su rutina el entrenamiento de la estabilidad y que desarrollara mejor sus músculos profundos. Por ejemplo, los apoyos de antebrazos, las estocadas o los equilibrios de pie estarían en el programa diario para fortalecer sobre todo el tronco. Pero estos ejercicios se centran una vez más en los músculos. Si ahora consideramos el problema de la inestabilidad en el contexto del entrenamiento de neuroatletismo, surgen en la práctica enfoques de solución completamente nuevos: los entrenadores harían que nuestro atleta aficionado resoplara aquí, por ejemplo.

Lo que al principio suena muy extraño tiene un trasfondo muy sencillo: si mantienes cerrada una fosa nasal, luego aspiras e intentas aspirar todo el aire posible, activas una determinada zona del cerebro. Esta zona controla la cabeza, los ojos y la columna vertebral, y nos permite realizar movimientos de forma más estable y segura cuando se utiliza activamente.

Y ése era sólo un ejemplo de muchos. Para casi todos los problemas que surgen durante el entrenamiento individual -independientemente del tipo de deporte o ejercicio practicado- puedes encontrar al menos un ejercicio en NAT que te ayude a superarlo. Incluso si ya has intentado todo lo humanamente posible y no has conseguido ninguna mejora significativa. En última instancia, todo se reduce a un principio: si en el cerebro se están produciendo procesos defectuosos o mejorables, no podrás progresar mucho físicamente, por mucho que te esfuerces en conseguirlo. Afortunadamente, esto se aplica por igual a todas las personas, por lo que todo el mundo puede beneficiarse del entrenamiento neuroatletico. Así que no te desanimes si no has oído hablar mucho de él antes y ahora lees que se utiliza cada vez más en el deporte profesional: al fin y al cabo, siempre hay margen de mejora, incluso entre los atletas.

Tienen un enfoque completamente diferente del entrenamiento, están acompañados por expertos y los ejercicios están perfectamente adaptados a las exigencias de su respectivo deporte y a su propio y único neuroperfil. Pero como las tareas son muy variadas y, sobre todo, fáciles de aplicar, también hay algo para tu progreso. Y lo bueno es que no hay ningún riesgo para ti. A diferencia de, por ejemplo, los ejercicios de peso muerto, en los que puedes sufrir lesiones muy dolorosas en la espalda si los haces incorrectamente, no puedes hacer nada malo con NAT, ¿dónde incluso? o ejercicios en los que te balanceas sobre una toalla o te cubres el ojo nunca hacen daño a nadie. Así que no tengas miedo de probarlo, ¡sólo puede beneficiarte!

El puente entre la ciencia y el deporte

Pero, antes de hablar de la práctica, veamos primero lo que los deportistas pueden aprender de la neurociencia.

Abarca una amplia gama de temas que se extiende por todas las ciencias naturales: debido a la diversidad de métodos, la investigación científica neuro se lleva a cabo en biología, psicología, matemáticas e informática, entre otras. El denominador común de todas ellas es la investigación de la estructura y el funcionamiento de los sistemas nerviosos de todo tipo. Por tanto, se investiga su papel en todos los procesos vitales de los organismos biológicos y cómo pueden reproducirse e imitarse (entre otras cosas, mediante la tecnología).

Las tareas de nuestro sistema nervioso humano pueden dividirse a grandes rasgos en tres aspectos:

1. Reunir la información de todos nuestros sentidos, por lo que esto incluye todas las influencias internas y externas.

2. A continuación, hay que considerarlas en su conjunto, principalmente en términos de si la situación concreta podría o no amenazar nuestra supervivencia y seguridad.

3. En función de la respuesta, debe tomarse una decisión para la acción. Esto suele dar lugar a la ejecución de movimientos.

Un ejemplo: Tu cuerpo registra que tu llamado centro del hambre en el hipotálamo está liberando hormonas y que el azúcar en sangre está bajando. Ahora evalúa esta evolución como hambre y señala al cuerpo que ha llegado el momento de volver a comer. Si la situación es ahora segura y no hay ninguna amenaza aparente en tu entorno, toma la decisión de comer. En consecuencia, se dirige a una fuente de alimentos, por ejemplo, la cocina de casa, y realiza allí específicamente los movimientos que necesita: Disponer la comida precocinada en un plato, calentarla en el microondas, coger el plato, llevarse el tenedor totalmente cargado a la boca y, por último, comer.

Los campos de investigación en neurociencia que se ocupan específicamente del funcionamiento del cerebro de los primates, es decir, de los monos y los humanos, se denominan generalmente investigación del cerebro. El entrenamiento neuroatletico también se basa en esto.

La fascinación por el funcionamiento del cerebro humano se remonta a hace más de 5000 años. Algunos hallazgos en Egipto demuestran que se realizaron intervenciones quirúrgicas en el sistema nervioso central, con las que se esperaba dar respuesta a las muchas preguntas sin respuesta de la época. Además de la investigación básica propiamente dicha , la investigación del cerebro también se lleva a cabo desde otros puntos de vista: para conocer las causas y posibles curas de enfermedades nerviosas como el Parkinson y la demencia, para comprender los procesos neuronales de nuestra percepción o también para el desarrollo de las emociones. También se abordan fenómenos filosóficos como el concepto de conciencia.

Nuestro cerebro es una pequeña maravilla, formada por unos 100.000 millones de células nerviosas, las llamadas neuronas. Éstas están en constante intercambio entre sí y envían información a través de más de 100 billones de sinapsis a las áreas responsables del cerebro. Como un centro de mando, controla todos y cada uno de los aspectos de nuestra existencia: los procesos subconscientes como la respiración o el parpadeo, la configuración de nuestros rasgos de carácter individuales o incluso el afrontamiento de las circunstancias externas de nuestro entorno. Podemos orientarnos, comunicarnos con otras personas en distintos idiomas y sabemos adaptarnos a diversas circunstancias.

Aunque la investigación del cerebro se lleva realizando desde hace siglos, en los últimos años se han logrado avances significativos. Esto se ha logrado en gran medida gracias a dos factores: por un lado, el conocimiento cada vez mayor de los procesos biológicos moleculares y, por otro, el mayor desarrollo de técnicas de imagen como la TC o la IRM. Éstas permiten a los científicos medir los procesos cerebrales en función del aumento del flujo sanguíneo a determinadas zonas, así como de la mayor actividad metabólica, y luego representarlos tridimensionalmente en el ordenador. Como básicamente se puede observar el cerebro en directo mientras piensa, se pueden sacar conclusiones sobre cómo funciona, por ejemplo, el control del movimiento o el uso de nuestro lenguaje. El enorme avance que esto representa queda aún más claro si se tiene en cuenta que la investigación del cerebro tuvo que contentarse con la información obtenida de la autopsia de personas fallecidas y el análisis de cerebros muertos hace sólo 150 años.

Los efectos concretos que el deporte tiene sobre nuestro cerebro ya han sido objeto de numerosos estudios. Nos ayuda a aliviar el estrés y a tomarnos un respiro de los problemas y preocupaciones de la vida cotidiana. Nuestros cerebros se centran principalmente en ejecutar correctamente nuestros movimientos, y como queremos sacar el máximo partido de nuestro entrenamiento, no permitimos que se cuelen pensamientos no deseados. Nos centramos en cosas más sencillas: qué aparato utilizar, qué ejercicio hacer a continuación, qué ruta tomar en la carrera de hoy, o incluso el siguiente movimiento durante el entrenamiento de voleibol. Esto nos da la oportunidad de abordar los retos mentales con renovado vigor una vez finalizado el

entrenamiento. Cuando el foco de atención pasa del e-
jercicio físico a nuestros problemas cotidianos, podemos mirarlos con más distancia. Si antes estabas a-
tascado en tu mentalidad sin solución a la vista, puede
que ahora se te ocurra algo que antes no se te habría
ocurrido. Simplemente porque apenas podías pensar
con claridad debido a todo el estrés - ya conoces el
dicho: A veces los árboles no dejan ver el bosque.

Un grupo de neurocientíficos de Ulm, dirigido por
Susanna Stroth, investigó las consecuencias posterio-
res del deporte. Hicieron que adultos jóvenes com-
pletaran un programa de entrenamiento de carrera de
resistencia que duró varias semanas. El resultado: me-
joraron la memoria visual-espacial y la capacidad de
concentración. Además, correr con regularidad tuvo
un efecto positivo en el estado de ánimo de los sujetos.

Sin embargo, éstos no son los únicos beneficios del
ejercicio regular: se liberan muchas hormonas diferentes, que nos ayudan a controlar nuestro peso, prevenir
enfermedades o desarrollar músculo. Un ejemplo interesante de hormona especialmente dirigida a nuestro
cerebro sería el péptido YY, todavía muy poco conocido. Aunque todavía no se conocen del todo las conexiones exactas entre la actividad física y su liberación,
los estudios ya han demostrado que el entrenamiento

de resistencia aumenta significativamente nuestros niveles de péptido YY. Esto tiene un efecto especial en las zonas del cerebro responsables de controlar el hambre y el apetito. Como resultado, nos saciamos más rápidamente y sentimos menos hambre después del entrenamiento.

Además, el cerebro recibe más oxígeno con el ejercicio, lo que estimula la formación de nuevas células cerebrales. Mejoran la concentración, el rendimiento y la memoria, y se previene la fatiga. Si ahora hacemos ejercicio con regularidad, con el tiempo el cerebro se acostumbra a la mejor circulación sanguínea, lo que a su vez favorece las conexiones entre las células. Además, se liberan hormonas del crecimiento, que actúan como una cura de rejuvenecimiento. La serotonina y la dopamina nos proporcionan sensaciones de felicidad y recompensa, motivándonos para seguir adelante.

Por tanto, podemos concluir que existe una interacción positiva entre el cerebro y la actividad física: nuestro cerebro nos permite movernos y nos ayuda a hacerlo de forma óptima, y la actividad, a su vez, mantiene nuestro cerebro en forma y aumenta su rendimiento. Si empezamos por el entrenamiento neuroatletico, podemos potenciar aún más este efecto, ya que el cerebro se entrena de forma específica y no simplemente como resultado de nuestra vida cotidiana.

Las tres instancias de control del movimiento

El entrenamiento en Neuroatletismo se centra especialmente en las tres instancias de nuestro sistema nervioso que controlan el movimiento: la autoconciencia, el sentido del equilibrio y los ojos junto con la vía visual.

Así que echemos un vistazo a los fundamentos de nuestras acciones motoras.

EL SISTEMA PROPIOCEPTIVO

En los círculos especializados, la autopercepción se denomina sistema propioceptivo (del latín: proprius = propio, recipere = recibir). A diferencia de las otras dos instancias, no puede localizarse claramente porque no pertenece a un órgano sensorial específico. Más bien, la autoconciencia tiene lugar a través de numerosos receptores (propioceptores) que están distribuidos por todo el cuerpo. Se encuentran, por ejemplo, en cápsulas articulares, tendones, músculos y ligamentos. Otro punto de diferenciación es que este sistema de percepción no recibe y procesa principalmente impresiones del entorno, sino del interior del propio cuerpo.

La propiocepción incluye la percepción de la posición de nuestro cuerpo en el espacio, nuestros movimientos, las posiciones de nuestras articulaciones y extremidades, y los requisitos necesarios para realizar determinadas actividades. Incluso cuando estamos dormidos, desempeña un papel importante: de lo contrario, no seríamos capaces de evaluar dónde estamos en la cama y, en el peor de los casos, nos caeríamos porque la distancia hasta el borde sería demasiado pequeña.

La autopercepción puede dividirse en cuatro áreas:

1. **El sentido de la posición**: podemos sentir dónde están nuestros miembros incluso con los ojos cerrados o en la oscuridad (es decir, sin estímulos visuales) y podemos, por ejemplo, llevar fácilmente la mano derecha a la rodilla izquierda.

2. **El sentido de la tensión**: Podemos influir conscientemente en nuestra tensión muscular. Esto nos permite, por ejemplo, mantener la posición en una parada de manos, dosificando la tensión corporal de tal modo que no tengamos que volcarnos hacia delante o tumbarnos. Una voltereta ejecutada con éxito también se debería al sentido de la tensión.

3. **El sentido de la fuerza**: Podemos estimar cuánta fuerza muscular hay que aplicar para determinados movimientos. Por ejemplo, cuando abrimos una bolsa de nuestros caramelos favoritos, tenemos que aplicar la fuerza justa tirando del envoltorio para que se forme un pequeño agujero, pero no se rompa del todo y se caiga todo.

4. **El sentido del movimiento**: podemos determinar la velocidad y dirección de nuestros movimientos

incluso sin contacto visual con nuestros miembros, por ejemplo al bailar.

Por tanto, puede afirmarse que este sistema proporciona continuamente información detallada y puede funcionar independientemente de las impresiones visuales. La gran importancia de este sistema se muestra, por ejemplo, en el documental "Nuestro 6° sentido secreto", coproducido por Arte, que también trata de los trastornos de la propiocepción. Según sus investigaciones, sólo hay 5 personas en el mundo a las que les falle este sistema de percepción. Como resultado, no saben dónde tienen los brazos o las piernas cuando no están mirando.

Cada movimiento requiere entonces un alto grado de concentración y enfoque, y sin embargo las lesiones son inevitables porque no hay sensación que regule el ajuste de la tensión y la aplicación de la fuerza. Sin contacto visual, tampoco pueden realizar movimientos dirigidos. Tomemos como ejemplo subir una escalera de caracol: una persona con alteración de la propiocepción tendría que mantener el pie a la vista para poder pisar el siguiente peldaño. Después, la mirada tendría que desplazarse a la mano que está en la barandilla para poder llevarla y proporcionarle estabilización.

Subir los peldaños con un movimiento fluido y sujetarse al mismo tiempo no sería posible.

Esto ilustra muy claramente lo que tenemos que agradecer a nuestra autopercepción, aunque la mayoría de la gente no haya sido tan consciente de ello hasta ahora.

En consecuencia, el entrenamiento específico de la autoconciencia es importante para los deportistas de competición, ya que favorece la coordinación de los movimientos y les ayuda a aprender y consolidar nuevos mecanismos de reacción. Cuanto mejor se transmita al cerebro la información del interior del cuerpo, mejor podrá ejecutarse el movimiento correspondiente. Los resultados de este entrenamiento son claramente visibles para todos: por ejemplo, los patinadores artísticos profesionales hacen que cada giro y cada salto parezcan sin esfuerzo y un juego de niños, aunque otras personas tengan problemas incluso para mantenerse en pie sobre los patines.

EL SISTEMA VESTIBULAR

Pero el fascinante funcionamiento de nuestra propiocepción no sería nada sin nuestro sistema vestibular (latín vestibulum = atrio, griego systema =

compilación): el sentido del equilibrio. ¿De qué sirve saber dónde estamos y cómo movernos si carecemos de equilibrio y no podemos caminar erguidos, por no hablar de estar de pie?

Este sistema se encuentra en el oído interno y está situado en el llamado hueso petroso. Por tanto, cada oído tiene un órgano del equilibrio, que a su vez tiene cinco componentes básicos:

• Los **órganos maculares** sáculo y utrículo se encargan de procesar los movimientos lineales de la cabeza, es decir, adelante/atrás, arriba/abajo, izquierda/derecha. Esto se hace registrando los cambios de velocidad en la dirección respectiva, aunque no tienen por qué estar provocados por movimientos de la cabeza. Como es bien sabido, también los registramos cuando estamos en un ascensor en movimiento, por ejemplo, o acelerando al conducir un coche.

• A su vez, las **tres arcadas** (anterior, posterior y horizontal) complementan esta información con movimientos de rotación que abarcan todos los ángulos posibles en los que podemos mover la cabeza. Un ejemplo de estimulación externa mediante un cambio de velocidad es un carrusel en el que giramos en círculo.

Esto lleva a la conclusión de que nuestro sistema vestibular reacciona a las aceleraciones de la cabeza en una dirección determinada. Esto también permite reacciones de protección, ya que, por ejemplo, en caso de caída, cuando nuestra cabeza se desplaza rápidamente hacia abajo, los músculos se tensan por reflejo poco antes del impacto. De este modo se amortigua el cuerpo y se evitan las lesiones en la medida de lo posible.

Además, también es responsable de estabilizar la información de la imagen que se transmite al cerebro a través de los ojos. Por ejemplo, cuando caminamos hacia delante, esto se asocia siempre a un movimiento ascendente y descendente de la cabeza; si nuestro sistema vestibular no funcionara de forma óptima, esto desenfocaría las imágenes que tenemos ante los ojos. Los tres llamados reflejos vestibulares son responsables de estas diferentes tareas:

1. **El reflejo vestíbulo-espinal**: controla nuestra

postura en respuesta a los movimientos de la cabeza y constituye la base para que nos pongamos de pie o caminemos sin problemas. Además, también estabiliza el cuello y los músculos cervicales como soporte de la cabeza y reacciona con un movimiento contrario cuando el cuerpo gira para ayudar a estabilizar el eje de la mirada.

2. **El reflejo vestíbulo-ocular**: se encarga de que nuestros ojos se muevan en dirección opuesta a nuestra cabeza para que los objetos fijos permanezcan en el campo de visión. Echa un vistazo a tu entorno y luego concéntrate en algo concreto. Ahora gira la cabeza en cualquier dirección y verás que tus ojos no se apartan de esa cosa, independientemente de hacia dónde gires la cabeza y de la rapidez con que lo hagas (siempre que se mantenga dentro de lo razonable, por supuesto). Sin embargo, si notas mareos, una imagen borrosa o incluso inestabilidad en la marcha cuando te mueves rápidamente, esto indica un trastorno de este reflejo que debe tratarse.

3. **El nistagmo vestibular**: Este reflejo es similar al reflejo vestíbulo-ocular que acabamos de mencionar y regula el movimiento lento de los ojos en dirección opuesta al movimiento de la cabeza para mantener nuestro campo de visión original.

Sin embargo, no se trata del enfoque sobre un objeto concreto y fijo, sino de la visión general a través del espacio. Justo antes de la desviación máxima, se produce un pequeño movimiento correctivo que nos permite girar más la cabeza. Ahora mira hacia delante, éste es el campo de visión que quieres enfocar brevemente. Gira lentamente la cabeza hacia un lado sin perder de vista el campo de visión. Notarás que esto se hace cada vez más difícil con el aumento de la rotación y cómo tus ojos saltan automáticamente un poco más lejos justo antes de detenerse para ampliar de nuevo el campo de visión.

Ahora bien, cuando se trata de entrenar nuestro equilibrio, probablemente lo primero que se piensa es en crear una superficie irregular, una inestabilidad dirigida a la que el cuerpo tenga que adaptarse. Se utilizan tablas de bamboleo, colchonetas o pelotas. Pero antes de empezar estos ejercicios, primero hay que ser consciente de la causa de la falta de equilibrio.

Ésta comienza, como todos los demás procesos, en nuestro cerebro. Éste controla nuestra capacidad de control postular, es decir, la capacidad de mantener nuestra postura bajo la influencia de la gravedad. Este control se consigue ajustando la tensión muscular a los requisitos correspondientes en cada momento, equilibrando así automáticamente nuestro cuerpo, independientemente de si estamos en una postura estática (es decir, de pie) o en un movimiento dinámico.

De este modo, se crea un equilibrio fluido que equilibra constantemente las fuerzas que actúan sobre el cuerpo: Las fuerzas internas, es decir, nuestros propios movimientos, se orientan hacia las fuerzas externas, es decir, la gravedad y otras circunstancias, por ejemplo, la naturaleza del suelo. El centro de gravedad se desplaza en consecuencia con cada nuevo movimiento, de modo que no tengamos que renunciar a nada de nuestra libertad de movimiento.

Por eso, el entrenamiento individual del equilibrio debe empezar siempre por optimizar nuestros procesos y funciones neuronales, antes de centrarse principalmente en las influencias externas.

EL SISTEMA VISUAL

Por último, pero no por ello menos importante, está el sistema visual (lat. videre, visum = ver), que se localiza principalmente en nuestros ojos y nos permite percibir visualmente nuestro entorno en primer lugar. Cuando vemos, se dirigen a él hasta 34 áreas de nuestro cerebro, lo que lo hace tan importante para controlar nuestros movimientos: se supone que entre el 60 y el 80% de nuestros diseños de movimiento dependen de la información que nuestro sistema visual capta y procesa.

La estructura del sistema completo es muy compleja, ya que incluye todos los componentes orgánicos y nerviosos que intervienen en la recepción y el procesamiento de las impresiones ópticas. A grandes rasgos, podemos dividirlo en dos componentes:

1. **El ojo como aparato óptico**. Sus componentes son, por ejemplo, el cristalino, el cuerpo vítreo y la retina. Aquí, el cristalino enfoca la luz que pasa a través de la córnea y la pupila y la proyecta sobre la parte posterior del ojo. Allí, la retina puede generar una imagen nítida a partir de ella. La retina contiene células de bastones y conos que reaccionan a diferentes estímulos luminosos. Los bastones detectan las diferencias de luminosidad y nos permiten ver al atardecer y por la noche y

ver el movimiento. Los conos, en cambio, son responsables de la percepción de los colores y nos permiten ver nítidamente nuestro entorno.

2. **La parte neural** del sistema visual. En la retina se encuentran las células ganglionares, que a su vez pasan al nervio óptico. A partir de aquí, comienza la transmisión de información a través de la vía visual: el nervio dirige primero los datos hacia el cerebro, donde se siguen procesando en la corteza visual y en partes de la corteza cerebral. Algunas de las células nerviosas de nuestra retina terminan en la hipófisis, donde se regulan los reflejos de nuestros ojos, por ejemplo la dilatación de la pupila en función de la incidencia de la luz. Los demás cordones nerviosos se cruzan entre sí, lo que significa que la información del ojo izquierdo se procesa en el hemisferio derecho del cerebro y viceversa.

Muchos procesos diferentes son responsables de la calidad de esta información procesada, que a su vez dependen en gran medida de la naturaleza neurológica de nuestros ojos, nervios y, en última instancia, de las otras dos entidades que controlan el movimiento: Entre ellos se incluyen, por ejemplo, la funcionalidad de nuestro sistema de equilibrio (especialmente el reflejo vestíbulo-ocular), la coordinación de nuestros 12 músculos oculares por el cerebelo y la calidad neuromecánica de nuestro nervio óptico.

Pero la gran importancia de nuestro sistema visual también puede acarrear desventajas igualmente grandes, lo que resulta especialmente evidente en los deportistas de competición: nuestro cerebro, como ya has aprendido, debe hacer una evaluación del peligro en cada situación. Esto lo hace en gran medida a través de estímulos visuales, ya que éstos constituyen la conexión más directa y significativa entre nuestro cerebro y nuestro entorno. Para ello, necesita la mayor cantidad y calidad de información posible. Si esta recepción o transmisión de estímulos se altera mínimamente, puede tener consecuencias de gran alcance: El cerebro ya no puede hacer esta predicción de forma fiable, su rendimiento se ve interrumpido.

Para contrarrestar este problema, es esencial revisar nuestros ojos; sin embargo, no basta con ir al médico regularmente y que nos revisen la vista. El entrenamiento ocular específico también es necesario porque, además de simplemente poder evaluar nuestro entorno, también nos ayuda a hacerlo lo más rápidamente posible y así poder reaccionar de forma óptima. Un sistema visual bien desarrollado es especialmente importante en los deportes de equipo: por ejemplo, cuando corren, los futbolistas tienen que vigilar de cerca su entorno y a los demás jugadores al mismo tiempo para poder decidir a quién pasar el balón a continuación o si tiene más sentido intentar marcar un gol ellos mismos. No pueden pensar durante mucho tiempo, porque algunas decisiones deben tomarse en una fracción de segundo para conseguir el mejor resultado posible para el equipo.

Por lo tanto, el entrenamiento ocular debería conseguir los siguientes resultados en los deportistas:

• movimientos oculares bien controlados,

• un encaje óptimo con la propiocepción: el atleta debe ser capaz de evaluar con seguridad su posición en el espacio, así como la relación de profundidad con los objetos de su entorno.

• Claridad visual y

• una buena percepción periférica, es decir, la capacidad de reconocer cosas que están en el borde de nuestro campo de visión.

Esta última proporciona impresiones ligeramente distorsionadas y una menor agudeza visual, pero los movimientos se perciben con mucha más eficacia. Si algo o alguien aparece de repente en el borde de nuestro campo de visión, esta nueva información se prioriza sobre las impresiones que están directamente delante de nosotros y centramos nuestra atención en ellas. Se supone que el 98 % de nuestra información visual es borrosa, es decir, tiene lugar en el borde de nuestro campo de visión. Esto tiene su origen en la evolución, ya que nuestros antepasados vivían en constante peligro. Como nuestro campo visual nítido sólo cubre una pequeña parte de nuestro entorno inmediato, era por tanto especialmente importante poder advertir las cosas que no ocurrían directamente delante de nosotros. Sin visión periférica, muchas situaciones habrían significado una muerte segura, ya que no se habría visto a tiempo a un enemigo que se acercaba. Entretanto, las condiciones de vida han cambiado completamente, pero esta capacidad sigue siendo esencial para nuestra seguridad.

También es interesante la aplicación del entrenamiento ocular para los usuarios de gafas. Se recomienda hacerlo sin gafas, ya que siempre suponen una restricción visual. Las gafas dividen nuestro campo de visión en nítido y (significativamente) borroso cuando miramos más allá de los bordes. Como esto nos molesta, intentamos evitarlo y más bien giramos la cabeza en la dirección deseada para poder verlo todo nítidamente. Sin embargo, como consecuencia, utilizamos menos los músculos oculares, se debilitan y es más difícil coordinarlos. Esto también puede afectar a nuestra postura y a la calidad de nuestros movimientos. Por lo tanto, las personas que llevan gafas deberían recurrir siempre al entrenamiento ocular para poder seguir beneficiándose de sus ojos a pesar de su mala visión y no empeorar aún más la situación, independientemente de que sean deportistas o no. También puedes utilizar lentes de contacto para aprovechar al máximo tu campo de visión. Sin embargo, si éstas no son una opción para ti y estás demasiado limitado para entrenar sin ayudas visuales, ponte las gafas. Al fin y al cabo, un entrenamiento limitado es mejor que ningún entrenamiento.

En resumen, cada una de las tres instancias realiza un trabajo impresionante y sienta las bases para la experiencia y exploración diarias de nuestro entorno. Sin embargo, siempre dependen de la cooperación de las demás: Puedes pensar en cada instancia como en una rueda dentada. Aunque son maduras y funcionales por sí solas, sólo son capaces de girar correctamente y desplegar todo su efecto cuando están engranadas.

Por lo tanto, el entrenamiento neuroatletico no debe centrarse únicamente en un problema o sistema concreto, que puede necesitar una atención especial. Más bien, deben considerarse y entrenarse todas las instancias para que puedan potenciarse mutuamente.

No olvides calentar

Ahora que has aprendido mucho sobre la estructura y el funcionamiento de nuestro sistema nervioso, ha llegado el momento de ponerlo en práctica.

Aunque "sólo" se esté entrenando nuestro cerebro y no necesitemos calentar con ejercicios dinámicos de estiramiento, carrera suelta o series de calentamiento con pesos más ligeros, es aconsejable preparar también nuestro cerebro para el próximo entrenamiento. Tanto nuestro cerebro como nuestra mente deben estar receptivos y ser capaces de trabajar de forma concentrada. Sin embargo, si habitualmente tienes la cabeza llena y tus pensamientos van de un problema a otro, primero hay que centrarse en esto y encontrar una solución. Si ya has pagado la factura de la luz, si el coche tiene que ir de nuevo a la ITV o cuándo podrás volver a ver a tus amigos a pesar de tu apretada agenda, son aspectos importantes de tu vida que no puedes relegar sin más al fondo de tu mente, pero debes asegurarte de que estas cuestiones no te ocupen constantemente y te impidan relajarte de vez en cuando. La relajación mental es muy importante para tu entrenamiento, ya que quieres centrarte en la correcta ejecución de los ejercicios para conseguir los resultados deseados.

Para ayudarte con este desprendimiento temporal y selectivo de tus problemas, vamos a ver ahora algunos consejos dirigidos principalmente a los dos aspectos siguientes: Tu salud mental y la salud fisiológica de tu cerebro como órgano.

Sin embargo, la salud mental no es sólo la ausencia de un trastorno mental, sino también el estado de bienestar general. Además del deporte, hay otras formas de promoverlo. Algunos ejemplos de ellas:

1. **Escribe tus pensamientos**. Puedes hacerlo en un diario, un blog o incluso mediante la función de notas de tu teléfono. Por un lado, no corres el riesgo de olvidar pensamientos importantes o prometedores en el

ajetreo de la vida cotidiana, y por otro, también apoyas al cerebro, porque al escribirlos le das una señal de que esa cosa en concreto es importante. Esto evita concretamente que el cerebro lo clasifique inadvertidamente como sin importancia y lo relegue a un segundo plano, cuando no lo olvide. A partir de ahora, podrás organizar tu vida cotidiana sin estrés y tener todo lo importante a mano cuando sea necesario.

2. **Encuentra una afición para dejar que tu creatividad fluya libremente**. Pasamos la mayor parte del día con la racionalidad y la lógica, solemos tener formas rígidas de trabajar y directrices estrictas a las que tenemos que atenernos. Esto también limita nuestra forma de pensar, desarrollamos una especie de visión de túnel con el tiempo. Date un respiro regularmente y encuentra algo que te llene: Pinta un cuadro, canta y baila, escribe un cuento. No tienes que ser perfecto ni complacer necesariamente a los demás, ni tienes que tener una meta. Lo principal es divertirse.

3. **Medita**. Ya sea mediante una clase de yoga o una meditación sentada en silencio, notarás los efectos positivos al cabo de poco tiempo. De este modo, entrenas específicamente tu mente para que, por un lado,

permita simultáneamente que el silencio total entre en tus pensamientos y, por otro, dirija toda tu atención a una cosa concreta, por ejemplo tu respiración o un sonido del entorno.

Puedes hacer la meditación libremente como desees o seguir una guiada en la que se te instruya paso a paso. Lo único importante es que la hagas sin presión de tiempo y que estés dispuesto a abrir tu mente.

4. **Desconecta**. Estamos acostumbrados a estar bajo presión constante: El teléfono está a menudo al alcance de la mano y, para algunos, aparece una sensación de inquietud cuando no estamos localizables constantemente. Las redes sociales nos acompañan a cada paso, pues queremos estar conectados y al día de la vida de nuestros amigos o incluso de las estrellas que están fuera de nuestro alcance. Como resultado, sin embargo, nos comparamos cada vez más a menudo con los demás, y este mundo ilusorio fomenta la presión por el rendimiento y la envidia. Vuelve a dedicar conscientemente tiempo a concentrarte en lo esencial.

Una vez que hayas cumplido tu propósito del día, apaga el móvil, sal al exterior y disfruta de las bellas vistas que se te escapan cuando tienes los ojos pegados a la pantalla. Da un paseo con tus seres queridos y disfruta del aquí y ahora.

5. **Programa tiempo para ti en tu agenda**. Muchas personas tienden a pensar primero en las necesidades de los demás y acaban perdiéndose algo. Ya sea en el trabajo o en la vida familiar, siempre hay algo que hacer. Pero no te olvides de ti mismo en este ajetreo, porque no vives sólo para los demás. Todo el mundo puede sacrificar al menos 5 minutos al día para cuidar de sí mismo.

Así que tómate este tiempo y haz lo que quieras. Lee un libro, cuida tu cuerpo y date un largo baño, mira un episodio de tu serie favorita o simplemente túmbate en el sofá si te apetece. Este tiempo es completamente tuyo, así que no dejes que interfiera ni te influya.
Así que ponte a prueba un poco y descubre qué te ayuda a sentirte bien.

Ahora bien, para hacer algo bueno para el cerebro no sólo a nivel mental, sino también físico, también debes prestar atención a lo siguiente:

• **Sueño suficiente y de calidad**.
Dormimos aproximadamente un tercio de nuestra vida, por lo que no debemos subestimar su importancia. El sueño sirve principalmente para regenerar y reparar nuestro cerebro. Sin embargo, esto sólo puede

tener lugar durante este tiempo, ya que nuestro sistema nervioso se vería desbordado cuando estamos despiertos; al fin y al cabo, no puedes esperar un tren a toda velocidad al mismo tiempo. Así pues, para que tu cerebro pueda procesar de forma óptima toda la información del día anterior y para que puedas empezar el día siguiente totalmente renovado, debes procurar dormir entre 7 y 8 horas cada noche.

Para aprovechar al máximo tu sueño, debes tener en cuenta algunas cosas esenciales:

1. Deberías (si es posible) tener <u>un ritmo de sueño regular</u>, es decir, acostarte siempre más o menos a la misma hora y levantarte a la mañana siguiente. Esto garantiza que tu cuerpo se canse automáticamente a la misma hora por costumbre, como preparación para el sueño que viene. Así evitas acostarte y seguir despierto durante mucho tiempo.

2. Crea tu <u>propio ritual de sueño individual</u>. Esto te garantiza paz y relajación en el momento previo a irte a la cama y te ayuda a encontrar el camino hacia el sueño con mayor facilidad. Puedes tener en cuenta tus preferencias: Los rituales de sueño más populares incluyen escuchar música o leer. Sin embargo, debes

concentrarte en no sobrecargar demasiado tu cerebro. Más bien, utiliza sonidos o lecturas ligeros y relajantes. Si estás acostumbrado a dormirte con la TV encendida de fondo, sería mejor poner un audiolibro o ruido blanco, sonidos de lluvia, etc. La luz parpadeante del televisor, así como el volumen a veces muy fluctuante, podrían perturbar el curso de las fases del sueño.

3. <u>Anotar las experiencias del día</u> también puede ayudarte a repasar brevemente las impresiones y concluir con ellas.

4. <u>Los ejercicios de respiración y de relajación</u> también son muy beneficiosos para el proceso de conciliar el sueño y, además, ayudan a entrenar la sensibilidad a las tensiones de tu propio cuerpo: a veces te das cuenta de que mantienes tensos ciertos grupos musculares durante mucho tiempo sin darte cuenta (por ejemplo, la mandíbula tensa, las cejas contraídas).

5. Asegúrate también de <u>no hacer ejercicio entre 2 y 3 horas antes de acostarte, pues de lo contrario</u> tu circulación y metabolismo aún estarán demasiado estimulados para apagarse. La misma marca de tiempo se aplica también a las <u>comidas copiosas, ya que,</u> de lo

contrario, la digestión aún en marcha puede perturbar nuestro sueño.

6. Si quieres, también puedes probar la <u>autosugestión.</u> Consiste en decirte mentalmente a ti mismo ciertas cosas, como "*Estoy cansado*", "*Mi cuerpo está completamente relajado*" y "*Ahora estoy soltando toda la tensión*". Suena un poco extraño, pero funciona siempre que estés realmente convencido de esta afirmación y no dudes de ella ni la digas sólo como medio para conseguir un fin. Si lo haces con la plena convicción de que lo que estás diciendo se aplica realmente a ti, estarás entrenando a tu subconsciente. Esta parte de nuestra psique no puede ser influenciada o dirigida directamente por nosotros, pero tiene una gran influencia en nuestras vidas.

Se asegura de que muchos procesos se ejecuten automáticamente para no sobrecargar nuestro cerebro (de lo contrario tendríamos que pensar específicamente en cada parpadeo y cada respiración, por ejemplo) y aprende en el proceso mediante la repetición regular. Así pues, si te dices a ti mismo con suficiente frecuencia que estés relajado, con el tiempo tu subconsciente se asegurará de que ya no seas propenso a esas posturas tensas no reconocidas y te relajarás más automáticamente. De hecho, podrás dormirte más fácilmente.

• Comida para el cerebro:

Proporciona a tu cerebro suficientes nutrientes importantes y asegúrate de seguir una dieta sana y equilibrada. De nuevo, hay algunos consejos y determinados alimentos que son especialmente eficaces, así como algunos hábitos que debes evitar.

Esto es especialmente importante porque ahora muchas personas realizan trabajos que no requieren una actividad física extenuante, sino más bien una actividad mental. Durante muchas horas al día, tienes que resolver problemas, recordar datos importantes y ser capaz de recordarlos en cualquier momento. El resultado suele ser cansancio, dolores de cabeza y disminución de la receptividad. Para evitarlo en el futuro, debes apoyar activamente a tu cerebro con un buen aporte de nutrientes.

Si notas que tus funciones cerebrales disminuyen durante un breve periodo de tiempo, a menudo se debe a una carencia de oligoelementos como el potasio, el selenio y el zinc. Puedes reponer estas reservas con peras, nueces, ajo o espinacas, por ejemplo.

Los frutos secos no sólo son ricos en oligoelementos, sino que también contienen importantes vitaminas E y B y ácidos grasos insaturados (saludables). Éstos refuerzan nuestra memoria y la función nerviosa, y también nos hacen aprender mejor. Sin embargo, asegúrate de comer frutos secos con moderación, ya que tienen muchas calorías. Son muy buenos como tentempié entre comidas, sobre todo como sustituto de las patatas fritas o las gominolas. El brécol, el pescado, las fresas y los aguacates también mejoran tu salud cerebral.

También debemos prestar la misma atención al tipo de alimentos que comemos y a la forma en que los comemos:

1. <u>Come con regularidad</u>. Comer pocas comidas copiosas puede hacernos sentir perezosos, el cuerpo tiene que gastar mucha energía en la digestión y necesitamos tiempo para sentirnos en forma y capaces de rendir de nuevo. Además, el nivel de azúcar en sangre desciende si pasa demasiado tiempo entre una comida y otra. Sin embargo, como éste debe mantenerse lo más constante posible para un rendimiento cerebral óptimo, también debemos suministrar a nuestro cuerpo nutrientes entre las comidas. Depende de ti si divides tus comidas según tus necesidades calóricas y haces

cinco comidas en lugar de tres, o si preparas tentempiés saludables (principalmente fruta o verdura).

Los plátanos son un tentempié excelente porque, además de nutrientes importantes como el magnesio, contienen hidratos de carbono complejos que hacen que nuestros niveles de azúcar en sangre suban y bajen lentamente. Con los hidratos de carbono simples, como los dulces con alto contenido en azúcar, el azúcar en sangre se dispara y nos da un subidón de energía a corto plazo. Sin embargo, después vuelve a bajar con la misma rapidez, provocando fatiga y falta de concentración.

2. Asegúrate también de consumir <u>la menor cantidad posible de alimentos</u> o comidas <u>procesadas.</u> Una pizza congelada es deliciosa y rápida de preparar. Sobre todo cuando llegas a casa del trabajo después de un largo día, parece una alternativa tentadora a cocinar. Sin embargo, las apariencias engañan: por ejemplo, el "jamón" que se anuncia en letras grandes en el envase suele estar compuesto sólo de un 50 a un 90 por ciento de carne real. El resto es relleno y agua. Además, los alimentos muy procesados suelen estar cargados de mucho azúcar, grasa, sal y conservantes. Los colorantes y estabilizantes también se encuentran a menudo en la lista

de ingredientes; al fin y al cabo, se supone que la comida precocinada tiene que estar bien presentada y parecer apetitosa. Sin embargo, esto no sólo añade sustancias innecesarias a tu organismo, sino también muchas más calorías de las que habrías consumido con una comida preparada por ti mismo.

3. Sin embargo, si tienes que ser rápido, puedes utilizar la preparación de comidas como alternativa a cocinar; en otras palabras, puedes cocinar varios platos con antelación para varios días, de modo que siempre tengas una comida completa disponible y sólo tengas que calentarla cuando te entre hambre.

Pero, de nuevo, esto requiere mucho tiempo. Si no encaja en tu horario, la próxima vez que prepares tu plato favorito, ¿por qué no cocinas un poco más a propósito y lo congelas para disfrutarlo más tarde?

4. Así que, en general, intenta cocinar más. Esto no sólo ahorra dinero, sino que también es divertido y hay innumerables platos para cada nivel de exigencia y dieta. En una comida ideal, los tres macronutrientes proteínas, hidratos de carbono y grasas deben estar equilibrados en nuestro plato. Aproximadamente un tercio debe rellenarse con una fuente de proteínas,

como pescado o pollo, tomando como referencia el tamaño y grosor de la palma de tu mano. Los dos tercios restantes deben rellenarse con hidratos de carbono de bajo índice glucémico, como quinoa, pasta o pan integrales, verduras y ensalada. Las grasas pueden tomarse en forma de 1 cucharadita de aceite (aceite de oliva, aceite de linaza o similar) repartida por la comida o añadiendo aguacate o frutos secos.

5. Además, _desayuna,_ aunque a veces sea difícil conciliarlo con tu ritmo diario individual. Algunas personas simplemente no tienen hambre a primera hora de la mañana. En este caso, no debes forzarte a tomar un desayuno copioso de tostadas, huevos revueltos y zumo.

Pero si estás acostumbrado a tomar una taza de café por la mañana para empezar el día, ¿por qué no tomas un tentempié ligero con él, como una ensalada de frutas casera o incluso un poco de yogur natural o skyr? Esto dará a tu cerebro y al resto de tu cuerpo la energía y el rendimiento suficientes para ponerse en marcha y aprovechar bien la mañana.

También debes beber siempre lo suficiente, ya que incluso un pequeño déficit de líquidos puede significar fatiga y dificultad de concentración. La cantidad óptima al día es de 2 a 2,5 litros; nunca debe ser inferior a 1,5 litros. Si tienes problemas para alcanzar esta cantidad, puede ayudarte un recordatorio periódico en tu teléfono móvil o incluso una botella motivadora. Suelen indicar el número de mililitros que debes beber a intervalos regulares y la hora a la que debes haber consumido esa cantidad de líquido. Sin embargo, en la medida de lo posible, evita las bebidas con alto contenido en azúcar, como los refrescos, los zumos o el consumo excesivo de alcohol. Hay que dar prioridad al agua (con o sin gas), a los zumos muy diluidos o al té sin azúcar.

Intenta integrar algunos de estos consejos en tu vida lo mejor que puedas. Tu cerebro estará ahora más receptivo y eficiente, lo que proporciona la base óptima para el entrenamiento que está por venir.

Empieza

Ahora estás bien informado y puedes empezar con el entrenamiento de neuroatletismo.

Sin embargo, antes de empezar con los ejercicios propiamente dichos, es importante obtener una visión general del estado de tu sistema nervioso. El entrenamiento sólo puede tener pleno efecto si sabes dónde están tus déficits y por dónde tienes que empezar para remediarlos.

Lo consigues mediante la estrategia de "probar y volver a probar". Primero realizas un ejercicio básico que observas con respecto a un determinado aspecto: Puede ser, por ejemplo, la conversión de tu fuerza o el número de repeticiones durante el entrenamiento de fuerza, pero también tu movilidad, equilibrio o concentración.

Por ejemplo, realiza un equilibrio de pie, es decir, ponte recto e inclínate hacia delante todo lo que puedas mientras extiendes ambos brazos y una pierna. Intenta mantener el equilibrio y mantener el cuerpo lo más horizontal posible. Ahora realiza cualquier ejercicio del entrenamiento de neuroatletismo. Por ejemplo, sería una buena idea buscar un punto fijo a la altura de los ojos, luego fijarte en él y balancearte arriba y abajo. Esto atrae principalmente a nuestro sistema vestibular, que ahora se encarga de estabilizar nuestra mirada durante este movimiento de balanceo. Al cabo de unos 60 segundos, vuelve a realizar un balanceo de pie y evalúa la diferencia con respecto al anterior:

¿El ejercicio te resulta más fácil y te sientes más estable, es neutro y no notas ningún cambio, o es más difícil? En este último caso, tu sistema nervioso te está indicando que tiene dificultades para evaluar la situación y, por tanto, está pasando al modo de seguridad para protegerte de las lesiones. Éste es exactamente el estrangulamiento inconsciente de tu rendimiento que ya hemos tratado antes y que es necesario reconocer. Ahora has identificado un punto débil y sabes lo que tienes que entrenar especialmente en las próximas semanas.

Lo más importante es que no esperes mucho tiempo después de realizar el ejercicio neuroatlético antes de realizar el ejercicio de prueba. Nuestro sistema nervioso reacciona inmediatamente a esta nueva información y ves los resultados enseguida, a diferencia de lo que ocurre con el ejercicio físico convencional. Por tanto, esperar sólo falsearía los resultados. Pero no te emociones demasiado por los resultados rápidos, sigue siendo necesario un entrenamiento regular para conseguir una mejora a largo plazo. Recomendamos de 20 a 30 minutos diarios de entrenamiento neuroatlético intensivo. Sin embargo, si al principio tu sistema nervioso se ve abrumado por tantas influencias adicionales y te sientes indispuesto, entonces es mejor dividir el tiempo en 4 ó 6 unidades más pequeñas de 5 minutos cada una, que completarás a lo largo del día.

También debes observar estos principios:

• Nuestros sistemas de control del movimiento están tan estrechamente interconectados que un ejercicio los entrena automáticamente a todos, aunque se centre en el sentido del equilibrio, por ejemplo. No obstante, están jerarquizados por su respectiva participación en nuestra recogida y formación de información:

•

El sistema visual está en la parte superior, seguido del sistema vestibular y, por último, la propiocepción. Por lo tanto, tiene sentido entrenar también de arriba abajo para que los otros dos entren en calor a través del sistema visual y estén óptimamente preparados para el siguiente esfuerzo. Sin embargo, esto no es imprescindible. También puede ocurrir que tus ojos se sobrecarguen rápidamente al principio de tu nueva rutina y tu cuerpo reaccione fuertemente al entrenamiento visual, por ejemplo en forma de mareos o visión borrosa. Así que si te sientes incómodo, sigue la jerarquía de abajo arriba para calentar los ojos. Así que ve despacio y sigue las señales de tu cuerpo. El NAT no debe causar molestias ni dolor en ningún momento.

• Si experimentas una respuesta positiva de tu cerebro un día durante un ejercicio, pero de repente experimentas una respuesta negativa al día siguiente, no te enfades. No estás haciendo nada mal con tu entrenamiento. Estas diferencias se deben a que las circunstancias de nuestro cerebro -al igual que las del resto de nuestro cuerpo- varían cada día. Un día estás en plena forma y podrías estar arrancando árboles, y al día siguiente puede que hayas dormido mal o que no hayas alimentado a tu cuerpo con suficientes nutrientes, lo que se traduce en un peor rendimiento.

Estas fluctuaciones son normales. En esos días, simplemente concéntrate en otros ejercicios que vuelvan a mostrarte otros puntos débiles: el entrenamiento de neuroatletismo debe ser flexible y no seguir una secuencia rígida que consista siempre en las mismas tareas. Al fin y al cabo, el cerebro siempre quiere ser desafiado de nuevo y no sólo acostumbrarse a las influencias.

Merece la pena realizar pruebas y repruebas con cada ejercicio neuroatlético que quieras incluir en tu entrenamiento. Para complementarlo, lo mejor es crear un resumen en el que anotes el ejercicio correspondiente, el resultado y la fecha. Comprueba y compara tus notas a intervalos regulares, por ejemplo cada dos semanas. Para mayor claridad, también puedes grabarte haciendo los ejercicios y comparar tu postura: no sólo notarás una gran diferencia desde tu propia percepción del comportamiento de tu cuerpo, sino que también podrás verlo claramente desde fuera. Alternativamente, puedes buscar un compañero de entrenamiento que te preste mucha atención. Esto no requiere necesariamente el ojo de un entrenador entrenado, incluso los profanos pueden reconocer a menudo las diferencias cuando te observan.

La mayoría de los ejercicios de entrenamiento neuroatletico pueden realizarse sin equipamiento, pero se necesitan las siguientes herramientas:

- Una regla, un lápiz o tus dedos: para la mayoría de las tareas, necesitas al menos un punto fijo en el que fijarte siempre durante la ejecución (lo que ilustra una vez más el enorme papel que desempeñan nuestros ojos en el control del movimiento). El más común es cualquier letra, porque las letras son mucho más rápidas y fáciles de reconocer cuando nuestra visión se vuelve borrosa, razón por la cual los ópticos las utilizan a menudo en los exámenes oculares. Puedes escribir esta letra en una regla, un bolígrafo o una uña. También puedes imprimirla en un papel y pegarla a la pared, pero las otras opciones suelen ser más eficaces. Para ajustar la dificultad, basta con aumentar (más fácil) o disminuir (más difícil) la letra.

- Si después de algún tiempo quieres integrar métodos más desafiantes en tu plan de entrenamiento, las pelotas de ejercicio o las tablas de bamboleo pueden serte de ayuda. Esta creación deliberada de una superficie inestable proporciona a tu cerebro impresiones completamente nuevas y se basa en tus progresos anteriores.

Sin embargo, primero debes asegurarte de que tus instancias individuales están bien entrenadas y de que el sistema nervioso se siente lo suficientemente seguro como para enfrentarse a estas nuevas situaciones a pleno rendimiento.

- Bandas de resistencia. Además, ayudan a tu cerebro a controlar los movimientos.

Ahora elige ejercicios específicos con los que te sientas cómodo y empieza a probar y volver a probar.

Aquí tienes un ejemplo de cómo puedes probar fácilmente cada uno de los sistemas de control del movimiento:

• **Sistema visual**: Dado que la mayor parte de la información visual nos llega a través de la periferia, lo más lógico es utilizarla para las pruebas. Busca un compañero de entrenamiento que te ayude con esto.

Ahora realiza una tarea específica en la que tengas confianza. Puede ser hacer malabares o saltar a la comba, por ejemplo. Primero realiza el ejercicio con normalidad durante un rato hasta que te hayas acostumbrado al movimiento. Ahora valora en una escala del 1 al 10 lo fácil que te ha resultado realizar el ejercicio.

Vuelve a empezar el ejercicio, porque ahora entra en juego tu compañero, que se coloca a un lado de ti y señala alternativamente hacia arriba un número diferente de dedos. Sigue concentrándote completamente en la tarea, sin desviar la mirada hacia la mano de tu compañero. Por el camino, di en voz alta los números que se te van mostrando. Haz una breve pausa después de 30 a 60 segundos, tu compañero puede volver a ponerse de pie para que te vea bien. Ahora haz el ejercicio básico una última vez y vuelve a evaluar la facilidad de ejecución. Es posible que tu compañero también perciba un cambio y confirme tu opinión. Anota el resultado.

• Sistema vestibular: Una de las principales tareas de nuestro sistema vestibular es estabilizar la mirada, por lo que la agudeza visual debe garantizarse con cada movimiento imaginable de la cabeza. De nuevo, busca a tu compañero, porque puede notar el posible aleteo de tus ojos mucho más rápido y con mayor claridad que tú.

En el siguiente ejercicio, probamos el arco horizontal girando la cabeza hacia la derecha o hacia la izquierda: Primero necesitas tu letra, es decir, bolígrafo/regla/dedo. Ahora estira un brazo hacia delante y sujeta la letra aproximadamente a la misma altura que tus ojos. Concéntrate en ella y gira la cabeza tanto que sólo sea posible que ambos ojos vean la letra. Ahora cierra los ojos y lentamente (necesitarás unos 5 segundos para el movimiento) vuelve a llevar la cabeza al centro. Repite este proceso de cinco a diez veces con cada lado. Si la letra se ve borrosa, esto indica un déficit en tu sistema vestibular.

• **Sistema propioceptivo**: Hay muchas formas de poner a prueba tu autoconciencia. Por ejemplo, tu percepción de la profundidad: se trata de observar si puedes realizar un determinado movimiento de forma comparable con los ojos abiertos y con ellos cerrados, o si tu postura muscular se desvía mucho cuando se elimina la información visual. Filma el movimiento o permítete observarlo. Ahora estira el brazo derecho hacia la derecha, alejándolo del cuerpo, llévalo hacia arriba hasta que quede vertical junto a la cabeza y luego hacia delante hasta que forme un ángulo recto con el resto del cuerpo. Finalmente, desde ahí puedes llevarlo de nuevo a la posición inicial hacia la derecha, creando un movimiento fluido que es mejor repetir varias veces con cada brazo. Con los ojos cerrados, esto debería parecerse mucho.

También puedes poner a prueba la percepción de la profundidad, por ejemplo, colocándote delante de una pared a cierta distancia, y ahora déjate caer hacia delante e interceptarte. Incluso con los ojos cerrados, tu cuerpo debería ser capaz de reconocer intuitivamente cuánto espacio queda hasta la pared y cuándo necesitas estirar las manos para evitar una colisión.

Ahora ya conoces la base para explorar tu sistema nervioso con todos sus puntos débiles y también sus puntos fuertes. La siguiente lista contiene varios ejercicios de entrenamiento neuroatletico que te ayudarán a trabajar tus déficits y a reforzar cada sistema de control del movimiento.

- **Entrena tu sistema visual**:

  o <u>Seguimiento ocular</u>: Utiliza tu letra como ayuda. Enfócala, luego mueve tu herramienta en forma de H, es decir, linealmente. Desde el punto de partida, primero sube, luego baja y vuelve al centro. Luego muévela hacia la izquierda o hacia la derecha y repite el movimiento para obtener la letra H. Hazlo unas cuantas veces e intensifica. Hazlo unas cuantas veces e intensifica el ejercicio aumentando la velocidad. Sin embargo, debes seguir viendo la letra nítidamente en todo momento. Si te sientes cómodo con este ejercicio, añade movimientos circulares: traza una espiral. Empieza a poca distancia de tu cara, luego dibuja la espiral cada vez más grande y aléjate, o viceversa.

o <u>Acomodación</u>: Además de la letra, busca otro objeto que esté a una distancia de entre 5 y 20 metros de ti. Ahora enfoca alternativamente la carta (a veces mantenla tan cerca de los ojos que tengas que entrecerrarlos) y el objeto del fondo. También se recomienda una tarea similar a las personas que pasan la mayor parte de su jornada laboral delante de una pantalla: el ejercicio 20:20, en el que miras a algo situado a 20 metros cada 20 minutos. Una mirada más larga por la ventana suele bastar para relajar los ojos.

o <u>Fijación</u>: Para ello, imprime o dibuja un cuadrado en una hoja de papel. Lo más fácil es que todas las esquinas del cuadrado estén conectadas entre sí, es decir, que las líneas diagonales también sean visibles. También puedes resaltar el centro del cuadrado. Primero fíjalo antes de dejar que tu mirada se desplace desde allí a cada esquina y sigue cada línea con la mirada. De este modo, también entrenas el músculo ocular, ya que a menudo no estamos acostumbrados a mover los ojos exclusivamente. Por ejemplo, si queremos mirar el móvil, inclinamos la cabeza en lugar de bajar la mirada y minimizamos el trabajo real de los ojos. Esto es especialmente importante para las personas que llevan gafas, para salir de vez en cuando de esta "jaula" que representan las gafas para nuestro campo de visión.

o <u>Saltos oculares</u>: Ahora necesitas dos ayudas con letras. La letra debe ser la misma y también deben tener el mismo tamaño. Ahora sujeta un utensilio en cada mano y estira los brazos. Entonces deben estar en un ángulo de 45° entre sí, con las letras a la altura de los ojos. Tu mirada se dirige inicialmente hacia delante, es decir, entre los puntos fijos. Ahora mira hacia la izquierda, concéntrate en la letra y luego salta a la otra. La cabeza permanece siempre recta y no se mueve. Repítelo varias veces y siéntete libre de experimentar con la velocidad, pero también en este caso la consigna es que la letra debe estar primero enfocada antes de continuar.

o Tu sistema visual también puede entrenarse activando el VOR, el reflejo vestíbulo-ocular. Descubrirás cómo funciona exactamente en el siguiente punto.

- **Ejercicios para el sistema** vestibular:

    o Paseo infinito: Para hacerlo, camina alrededor del signo del infinito o de un 8. Puedes delimitarlo con dos objetos cualesquiera, por ejemplo dos bolas, que luego rodearás alternativamente. Ahora busca un punto fijo a la altura de tus ojos; puede estar directamente en tu línea de visión o a un lado de ti, de modo que tengas que caminar de lado. Primero intenta fijarte en este punto mientras caminas el 8 sin mirar tu forma de andar ni cometer errores. Para aumentar, puedes pasar de caminar a trotar o correr, regatear un balón o incluso correr hacia atrás. Sin embargo, como este ejercicio no suele ser fácil, debes empezar poco a poco.

    o Estimula los órganos maculares: Para ello, coloca una letra a la altura de los ojos, tu distancia a ella debe ser la longitud de un brazo. Fíjala en su sitio y muévete hacia arriba y hacia abajo. Empieza con una postura neutra de la cabeza, la mirada se dirige hacia delante. Para alcanzar completamente el sáculo y el utrículo, tienes que acelerar la cabeza linealmente. Para ello, gira ahora la cabeza hacia la izquierda y hacia la derecha, manteniendo como siempre la mirada en la letra. Luego vuelve a girarla hacia delante y lleva la barbilla ligeramente hacia el pecho. El balanceo con la cabeza hiperextendida, es decir, inclinada hacia arriba, debe hacerse al final, ya que esta hiperextensión supone una tensión adicional para el sistema nervioso. Incorpora esto a tu entrenamiento sólo si los movimientos anteriores se pueden realizar con seguridad y sin problemas.

Si quieres hacer trabajar aún más tu sistema vestibular, elimina los estímulos visuales repitiendo los ejercicios con los ojos cerrados.

o <u>No olvides los arcos</u>: ahora estira los brazos en un ángulo de 45°, con los pulgares apuntando hacia arriba. Éstos te servirán de nuevo como puntos fijos dentro de un momento. Tira ligeramente de la barbilla hacia el pecho, fija un pulgar y luego mueve la cabeza hacia el otro cada segundo (siempre que se reconozca bruscamente en un segundo). El movimiento de la cabeza aquí debe hacerse rápidamente, ya que el sistema vestibular responde al cambio de velocidad. Hazlo de 15 a 20 veces por lado. La rotación de la cabeza activa aquí las arcadas. Para cubrir las 3, puedes mantener un brazo más alto que el otro y así entrenar también la diagonal. Repite esto también con cada lado.

o Ponte erguido, tu punto fijo debe estar a la altura de los ojos. Fíjalo y ahora inclina la cabeza alternativamente de delante hacia atrás sin soltar la mirada. Si la letra no puede mantenerse con nitidez, prueba con una más grande. La sobreextensión de la cabeza puede volver a causar problemas, por lo que sólo debes hacer el ejercicio en reposo y no antes de realizar otro entrenamiento físico. Si te encuentras mal, continúa despacio y con cuidado o abandona el ejercicio por el momento.

o También puedes coger tu ayuda con la mano y fijarla a un brazo de distancia, caminando hacia delante o hacia atrás.

• Promueve la propiocepción:

Este es probablemente el sistema más fácil de entrenar porque se estimula con cada movimiento. Algunos ejemplos serían

o <u>Calentamiento sensorial</u>: El objetivo aquí es activar los mecanorreceptores de nuestra piel. Puedes conseguirlo, por ejemplo, haciendo rodar todo el cuerpo sobre un rodillo de fascia. Este movimiento de balanceo sobre los músculos, huesos y articulaciones individuales ayuda al cerebro a registrar su posición en relación con los demás de una forma más específica, lo que también es una ayuda muy eficaz para una próxima sesión de entrenamiento: Primero realiza una prueba y vuelve a realizarla con cualquier ejercicio de estiramiento. El balanceo intermedio aumenta la sensación de seguridad de tu sistema nervioso, lo que a su vez aumenta la tolerancia al dolor y al estiramiento. En consecuencia, serás capaz de mantener el estiramiento durante más tiempo y más profundamente que antes.

o <u>Caminar descalzo por la arena</u>: Esto entrenará a tu cuerpo para que se adapte a esta superficie nueva y aún relativamente desconocida. Ahora tiene que desarrollar un nuevo sentido de la estabilidad y el equilibrio para que puedas caminar con seguridad.

o <u>Caminar con los ojos cerrados</u>: Debido a la falta de información visual, ahora dependes de tu percepción de la profundidad. Intenta caminar en línea recta. Lleva contigo a un compañero de entrenamiento que pueda juzgar los resultados.

o <u>Entrenamiento de estabilidad</u>: recurre aquí a ejercicios con un brazo o una pierna. Puede tratarse de una Plancha, en la que extiendes un brazo hacia un lado después de girar en estabilidad, lo que te obliga a utilizar el otro brazo para mantenerte estable y ajustar el centro de gravedad de tu cuerpo. Otros ejemplos serían las Sentadillas Pistola, los equilibrios de pie o los Puentes de Glúteos con una sola pierna.

o <u>Utiliza la resistencia</u>: Si tienes bandas de resistencia, también puedes utilizarlas para mejorar tu autoconciencia. Por ejemplo, fija la banda bajo un pie y luego estírala sobre el hombro del mismo lado. Ahora realiza unas cuantas sentadillas lentamente y con concentración. El estiramiento de la banda y el tirón adicional te exigirán un mayor control del movimiento que si realizaras el ejercicio libremente. La banda te guía mientras el cerebelo controla el movimiento en todo momento para evitar lesiones. Ve despacio, dejando que tu sistema nervioso registre que no hay peligro. Así podrá acostumbrarse a la ejecución correcta y más tarde, si dejas de lado la banda, correrás menos riesgo de volverte inestable o de adoptar una mala postura.

Para mejorar la propiocepción, también se recomienda entrenar específicamente las manos:

1. Realiza lo que se denomina una <u>onda de flexión:</u>

Coloca un brazo en ángulo delante de tu cuerpo, el antebrazo debe estar perpendicular y paralelo al torso y el pulgar mirando hacia ti, de modo que puedas ver la mano de lado. Mantenla rígida al principio y empieza a curvar los dedos lentamente, miembro a miembro. Cuando las puntas de los dedos toquen ahora la palma de la mano (esto debe ocurrir aproximadamente en la base de los dedos), intenta mantener el contacto con ella. No enrosques más los dedos, no quieres cerrarlos en un puño, sino alejar las puntas hacia abajo a lo largo de la palma. Cuando hayas llegado al punto más bajo, lleva los dedos hacia delante alejándolos de la mano, dóblalos hacia arriba con un movimiento de barrido y vuelve a colocarlos en la posición inicial. Realizado rápidamente, el movimiento se asemeja a una ola, de ahí el nombre apropiado. Puede resultar un poco difícil e incómodo las primeras veces, pero te acostumbrarás y, a su vez, conseguirás sentir mejor los dedos.

2. Onda de <u>extensión:</u> Funciona como la onda de flexión, pero a la inversa. Empieza con la misma posición del brazo, con las puntas de los dedos tocando la palma de la mano por su borde inferior. Ahora deja que se deslicen hacia arriba e intenta mantener el contacto con la palma el mayor tiempo posible.

3. Los dos ejercicios anteriores también pueden hacerse con el <u>pulgar.</u> Estíralo alejándolo de la mano en un ángulo de 90 grados, luego dóblalo y guíalo lentamente a lo largo de la palma de la mano antes de volver a alejarlo de ella. El pulgar debe abandonar la palma más o menos a la altura del meñique. Para la Onda de Extensión, simplemente vuelve a realizar este movimiento hacia atrás.

4. <u>Moviliza los dedos</u>: Para ello, estira la mano horizontalmente hacia delante y separa los dedos. Puedes empezar con cualquier dedo, pero se recomienda el dedo índice. Ahora tócalo por la parte superior e inferior con el pulgar y el índice de la otra mano y busca la articulación que une el dedo y la mano.

No está directamente en el nudillo, sino un poco más abajo, hacia la palma. Mueve el dedo a entrenar arriba y abajo, notarás claramente dónde está exactamente. Ahora fija la articulación con el pulgar y el índice, porque quieres asegurarte de que los movimientos siguientes se originan en ella y además la movilizan. Al principio, mueve el dedo fijo linealmente, de izquierda a derecha o de arriba abajo. Si esto no te causa ningún problema, dibuja entonces pequeños círculos. Repite estos ejercicios varias veces, así como en todas las direcciones, y trabaja de dedo en dedo.

Estos ejercicios ayudan a tu cerebro a aprender a controlar mejor cada uno de los dedos de forma aislada. Los movimientos futuros que se centran en nuestras manos se vuelven más predecibles (por ejemplo, hacer una parada de manos o pasar una pelota). En la vida cotidiana, la mayor parte de la atención suele centrarse sólo en el pulgar y el índice, por lo que entrenar los demás dedos puede darte un impulso extra en tu rendimiento.

Como ya hemos dicho, esta lista no es exhaustiva, pero contiene las tareas más importantes que necesitas para empezar tu formación.

Plan de 10 semanas para integrar de forma óptima el entrenamiento neuroatletico en tu vida diaria

Elaborar la mejor rutina para ti a partir de estos numerosos ejercicios y pensar ya en todo lo importante al principio no es fácil y requiere una visión de conjunto precisa. El siguiente plan de 10 semanas debería servirte de marco básico para empezar y ayudarte a poder concentrarte plenamente en los ejercicios.

Como cada persona tiene un perfil neurológico distinto y, en consecuencia, necesidades diferentes, es necesario adaptar un poco el plan para conseguir el mejor resultado para ti. Por ello, se mantiene lo más general posible y tiene en cuenta por igual todas las instancias que controlan el movimiento. Sin embargo, la adaptación no debería ser un problema gracias a las pruebas y repeticiones explicadas anteriormente. Simplemente añade al plan los ejercicios de los que más te beneficies.

Al final de las 10 semanas, te sentirás mucho más seguro al utilizar el entrenamiento neuroatlético y ahora podrás decidir si te sientes preparado para los ejercicios más desafiantes con el entrenamiento del equilibrio integrado o continuar entrenando sin equipo.

- *Semana 1 - Preparación*

En la primera semana, la atención no se centra todavía en el entrenamiento en sí, sino en una preparación óptima. Lo mejor es elaborar una lista de control para que no pierdas la visión de conjunto. Necesitarás

1. Tu herramienta <u>personal</u> con la letra que te servirá de punto de referencia visual durante la mayoría de los ejercicios. Si prefieres utilizar una regla o un bolígrafo en lugar de escribir con las uñas, prepara con antelación varias herramientas y letras de distintos tamaños para que puedas ajustar la dificultad si es necesario.

2. Una <u>cámara (de teléfono móvil) o tu compañero de entrenamiento que esté a tu disposición</u> durante unos minutos cada día.

3. <u>Calzado resistente</u>. Un calzado deportivo normal es perfectamente adecuado. Debes asegurarte de que tienes una pisada lo más segura posible, sobre todo al principio del entrenamiento, para que puedas tener una impresión imparcial de tus capacidades durante las pruebas.

4. <u>Ropa holgada</u>. Como es posible que quieras realizar movimientos de mayor radio, tu ropa no debe constreñirte.

5. Tu <u>diario</u> personal de entrenamiento. Crea una visión general de tus progresos y documenta tu entrenamiento en detalle. Dónde y cómo lo hagas no importa, lo principal es que lo tengas rápidamente a mano y esté bien estructurado.

6. <u>Reflexiona</u> sobre tus hábitos anteriores. ¿Quizás comes de forma demasiado desequilibrada, estás permanentemente estresado y te descuidas? Entonces busca unas cuantas recetas deliciosas y saludables, anota los ingredientes en tu lista de la compra e intenta fomentar tu salud mental paso a paso.

7. <u>Crea tiempos de entrenamiento</u>. ¿Tu propia agenda está a reventar y no encuentras media hora coherente en la que completar tus ejercicios? Entonces divide las sesiones, pero mantén una visión de conjunto. Sería una buena idea ponerte como objetivo hacer ejercicio durante 5 minutos cada 1,5 h hasta que hayas alcanzado el tiempo total. Si es necesario, deja que tu teléfono te lo recuerde si esto se

pierde en el estrés de la vida cotidiana. Algunas tareas también pueden hacerse perfectamente desde tu escritorio (como el ejercicio 20:20 mencionado antes) y además te ayudan a desconectar brevemente y aliviar la vista.

• *Semana 2 - Entrada*

En el mejor de los casos, ahora lo tienes todo junto y te sientes en forma, así que por fin puedes empezar.

Familiarízate poco a poco con la ejecución del entrenamiento neuroatlético y empieza a ponerte a prueba. Sin embargo, no te esfuerces en exceso y, sobre todo, no te dejes llevar por el estrés. Apenas estás empezando a familiarizarte con tu sistema nervioso en términos concretos, por lo que es evidente que no serás capaz de reconocer y clasificar inmediatamente todas y cada una de las conexiones. Con el tiempo desarrollarás un sentimiento al respecto; al fin y al cabo, todavía no ha caído ningún maestro del cielo.

Puedes aspirar a hacer un ejercicio de 3 a 5 minutos como mínimo, por lo que no debes hacer más de 10 pruebas al día para no sobrecargar tu cerebro.

Empezando por el sistema visual, es decir, siguiendo la jerarquía original, tu secuencia de entrenamiento podría ser así:

o **Sistema visual**:

  ▪ <u>Dos pruebas de la periferia</u>: Junto con tu compañero de entrenamiento, realiza el ejercicio descrito anteriormente, en el que el compañero te muestra un número cambiante de sus dedos mientras realiza otra tarea. Luego puedes realizar el llamado "ejercicio del conejito". En este ejercicio, el compañero se coloca detrás de ti, muestra unas orejas de conejo con sus manos y luego las deja saltar junto a tu cabeza de atrás hacia delante en tu campo de visión. El campo de visión se divide en cuatro cuadrantes (superior izquierdo y derecho, inferior izquierdo y derecho), que se recorren uno tras otro. En cuanto veas al conejito, di "Hepp" en voz alta para que tu compañero lo sepa. Si esta prueba revela déficits significativos en alguno de los cuadrantes, acude al médico. Podría deberse a una enfermedad más grave que no puede remediarse con un simple entrenamiento neuro atlético.

  ▪ <u>Una prueba del campo visual agudo</u>: Coge tu carta en la mano, mantenla a la altura de los ojos y fíjala. Ahora acércala alternativamente a tus ojos para que tengas que entrecerrar los ojos y luego vuelve a alejarla. Esto también puede repetirse si te cubres un ojo cada vez y así evalúas cada lado por separado.

o **Sistema vestibular**:

- Trabaja aquí mediante los <u>movimientos de balanceo</u>: Concéntrate en la letra mientras te meneas arriba y abajo. Puedes dirigirte a los distintos componentes de tu órgano vestibular (es decir, los órganos maculares y los conductos arqueados) mediante distintos movimientos y rotaciones de la cabeza. Así que inclina la cabeza hacia un lado, lleva la barbilla hacia el pecho o gira la cabeza ligeramente hacia otro lado. Siéntete libre de variar un poco, pero utiliza ambos lados de la cabeza por igual. No lo olvides: Las orejas tienen cada una un órgano de peso igual que debe apoyarse en consecuencia.

o **Propiocepción**:

- Realiza <u>tres pruebas de movimiento cualesquiera</u> alternando ojos abiertos y cerrados, y haz que tu compañero te observe. Dado que nuestra propiocepción se estimula con cada movimiento, tienes libertad de elección a la hora de realizar las pruebas.

Al final de la 2ª semana deberías tener una visión general de dónde se encuentran tus déficits. Anótalos y tenlos en cuenta en la futura selección de ejercicios, así como su ponderación durante el entrenamiento. No es necesario que mantengas la división 3/3/3, sólo es importante que no descuides ningún sistema.

• *Semana 3 - Inicio del entrenamiento*

Ahora es el momento de empezar el entrenamiento propiamente dicho. Haz un breve test cada día para determinar los requisitos individuales. Sin embargo, no dediques demasiado tiempo a esto, ya que ahora quieres centrarte en promover los sistemas con y el entrenamiento no debe prolongarse innecesariamente; después de todo, no quieres sobrecargar tu cerebro.

Repite los ejercicios siguiendo la jerarquía de arriba abajo o viceversa.

Antes de empezar el entrenamiento, registra 5 ejercicios por sistema. Después, elige 3 ejercicios para hacer cada día. No hace falta que varíes cada día, pero es aconsejable añadir cada pocos días un estímulo nuevo al que el cerebro tenga que acostumbrarse: esto lo mantiene alerta.

- ***Semana 4, 5 y 6 - Fase de entrenamiento:***

Después de haberte familiarizado con el entrenamiento neuroatletico en la semana 3, ahora comienza la fase en la que puedes entrenar sin restricciones. Continúa con tu plan de entrenamiento anterior, completa diligentemente tu diario de entrenamiento y conoce mejor tu cuerpo.

Elige 2 ejercicios nuevos a la semana de entre todos los que integras de vez en cuando en tu entrenamiento. No dejes que se vuelva monótono y desafíate conscientemente, para ello necesitas nuevos estímulos.

Si aún no lo haces, incorpora al mismo tiempo a tu programa deportivo ejercicios de coordinación, estabilidad o estiramientos. El entrenamiento ligero de fuerza también tiene un efecto positivo en tu desarrollo: Si nuestro cerebro está aprendiendo ahora a dar luz verde al pleno rendimiento de forma más regular, entonces sólo tiene sentido complementarlo con un aumento de nuestra fuerza general.

Si ya practicas otro deporte, intenta mantener el nivel durante este tiempo. Aún es pronto para dar grandes saltos. Sólo consolida tus conocimientos de neuroatletismo y dale tiempo a tu sistema nervioso para que se adapte y corrija los déficits paso a paso: los resultados serán mucho mejores en unas semanas.

• *Semana 7 y 8 - Informe provisional*

Ya has entrenado con éxito tu sistema nervioso durante el último mes y medio, y es de esperar que ya hayas notado uno o dos pequeños éxitos. Ahora coge tu agenda y tómate el tiempo de hojearla conscientemente hasta el principio.

¿Qué diferencias notas? ¿Cuánto has avanzado hasta ahora? No dudes en anotar esto también, porque por pequeño que sea el progreso, te motivará para continuar.

En cuanto a tu deporte (si lo practicas), ahora puedes empezar a ponerte al límite. Asume más peso, atrévete a probar nuevos patrones de movimiento o utiliza una ruta de carrera diferente que incluya más desniveles o también inclinaciones y descensos. Vigila de cerca la reacción de tu cuerpo.

Como complemento a tus esfuerzos de entrenamiento y salud mental, ¿por qué no vas de excursión al bosque y exploras la naturaleza de vez en cuando? Las numerosas nuevas impresiones y exigencias, además de la hermosa vista, desafiarán todos los sistemas de control del movimiento, proporcionándote un doble éxito.

Sigue haciendo tus ejercicios y mira al futuro con motivación.

- ***Semana 9 - Casi* avanzada**

Ahora que ya te has acostumbrado a la rutina de entrenamiento, es el momento de incorporar también algunos pequeños estímulos a tu vida cotidiana normal para ayudarte a desarrollarte.

El entrenamiento propioceptivo es ideal para ello:

Ponte de pie sobre una pierna más a menudo o desafíate a mantener el equilibrio sobre una toalla enrollada durante el tiempo que dure el cepillado dental. Una ola de flexión también es rápida de hacer. Ahora ejercita también las manos con regularidad, aprende a hacer una parada de manos. Desarrolla tu fuerza de agarre.

Quizá también puedas entusiasmarte con tareas nuevas y agotadoras: ¿por qué no intentas mantener el equilibrio sobre una cuerda de equilibrio entre dos árboles sin caerte?

Además, siéntete libre de considerar qué ejercicios pueden seguir apoyando a tu sistema nervioso sin mirar el resumen. A estas alturas ya has desarrollado una idea de lo que necesita tu sistema nervioso, de cómo funcionan las tareas individuales y de cuál es su objetivo. Así que siéntete libre de desarrollar tu propio ejercicio, porque mientras te acerque a tu objetivo, no hay límites para tu creatividad.

• *Semana 10 - De principiante a experto*
Ya has llegado al final de este plan y has sentado las bases para futuros éxitos deportivos, así como para una formación completa.

Ahora vuelve a coger tu diario y siéntete orgulloso de lo que ya has conseguido. Reflexiona sobre si sigues teniendo déficits anteriores y pregúntate en qué debes centrarte ahora. Si quieres seguir erradicando tus puntos débiles, céntrate en los ejercicios de reevaluación como antes. Éstos son aquellos en los que has notado durante las pruebas y repruebas que tienes dificultades para realizarlos y que te están afectando negativamente. Si ya has entrenado tan bien tu sistema nervioso que está a un buen nivel en general, y además quieres conseguir nuevos éxitos en tu respectivo deporte favorito, traslada tu entrenamiento de neuroatletismo al momento inmediatamente anterior a la actividad deportiva. También deberías utilizar ejercicios de alto rendimiento: Se ha demostrado que mejoran enormemente el control del movimiento cuando se ponen a prueba. Te ayudarán a aprovechar los progresos anteriores y a llevar tu rendimiento a un nuevo nivel.

Las últimas 10 semanas deberían haber cambiado completamente tu forma de sentirte: Te sientes con más energía, más seguro de tus movimientos y más aprovechado. Es de esperar que estés mejor mental y físicamente y que te hayas aficionado a este estilo de vida más sano.

No cejes en tu empeño y entrena tan meticulosamente como antes en el futuro para seguir viviendo en óptima armonía con tu sistema nervioso. Desafíate regularmente y pon a prueba tus nuevos límites: hace tiempo que dejaste atrás los antiguos.

Ahora disfruta de tu nueva vida y espera con ilusión todo lo que pueda venir.

Sebastian Borchert 2021

1ª edición

Contacto: Psiana eCom UG/ Berumer Str. 44/ 26844 Jemgum

Diseño de portada: Fenna Larsson

Foto de portada: depositphotos.com

www.ingramcontent.com/pod-product-compliance
Lightning Source LLC
Chambersburg PA
CBHW051244160726

47994CB00003B/1012